1

Quelle alimentation pour la tyrosinémie ?

MENARD Cédric
DIETETICIEN-NUTRITIONNISTE
Diplômes d'Etat français

Merci infiniment d'avoir acheté cet ouvrage

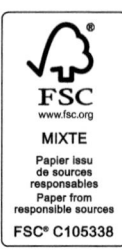
Edition : BoD - Books on Demand
12/14 rond-point des Champs Elysées, 75008 Paris
Imprimé par Books on Demand GmbH, Norderstedt, Allemagne
ISBN : 9782322181735
Dépôt légal : mars 2021

Bonjour et merci infiniment de votre confiance.

Vous avez acheté cet ouvrage afin d'accompagner sur un plan diététique votre tyrosinémie, et sachez que j'ai tout fait, dans l'écriture de celui-ci, pour vous apporter un maximum de confort et de réconfort sur le plan diététique, mais également de satisfaction. Lisez et suivez attentivement les conseils de cet ouvrage et vous obtiendrez satisfaction. Vous êtes important(e) à mes yeux. J'ai écrit ces ouvrages pour vous aider du mieux de mes capacités. Merci.

Je m'appelle MENARD Cédric, et je suis diététicien-nutritionniste diplômé d'Etat. J'ai effectué une partie de mes études de diététique au sein de l'hôpital psychiatrique de Picauville, ainsi qu'aux services de néphrologie et de gastro-entérologie au C.H.U de Rennes. Une fois diplômé, je me suis installé comme diététicien-nutritionniste en profession libérale en 2008. J'ai profité de mes premiers mois d'installation pour me spécialiser en micronutrition, et fus diplômé du Collège Européen Nutrition Traitement Obésité (CENTO) en 2009.

Attention : cet ouvrage n'est pas adapté à de quelconques autres intolérances ou allergies alimentaires que la tyrosinémie : il vous appartiendra donc d'être vigilant(e) dans l'application des menus de proposés, et d'y faire, le cas échéant, une sélection alimentaire appropriée, notamment, par exemple, en cas d'intolérance au lactose ou au gluten.

Mon site Internet : **www.cedricmenarddieteticien.com**
Mon numéro de certification professionnelle **ADELI**, enregistré auprès de la DDASS : 509500435.

L'intolérance à la tyrosine ou tyrosinémie

Les mots accompagnés d'un astérisque* sont définis à la page 55.

La tyrosinose ou tyrosinémie est une maladie métabolique héréditaire très rare (1 naissance sur 2 500 000 en France), elle est due à une intolérance à un acide aminé : la tyrosine.

La tyrosinémie est due à un déficit enzymatique en fumarylacétoacétase. Il existe deux formes de la maladie : la forme aiguë, entraînant très souvent la mort de l'enfant rapidement et ce, malheureusement, dans les premiers mois de sa vie, et une forme chronique, entraînant des dommages sérieux aux niveaux des reins et du foie. Le traitement est **essentiellement diététique** : en supprimant de l'alimentation toutes **les sources alimentaires de phénylalanine et de tyrosine** (la **phénylalanine** est transformée par le foie en **tyrosine**).

Un régime pauvre en phénylalanine et en tyrosine doit être maintenu **au moins jusqu'à l'âge de 12 ans**.

Ensuite deux écoles s'affrontent :

       - Soit une alimentation **presque** normale peut être instaurée, **notamment à l'âge adulte**.
       - Soit le régime pauvre en phénylalanine et en tyrosine doit être **maintenu à vie**.

Personnellement, je suis en accord avec la première proposition : si aucune séquelle n'apparaît à l'âge adulte, lors d'une alimentation **presque normale** (quelques ajustements nutritionnels seront cependant nécessaires), pourquoi diable faire horriblement compliqué ?

Mes conseils nutritionnels iront donc dans ce sens, cependant, si avis contraire de votre médecin, à vous de voir !

Mesures hygiéno-diététiques :

1- Les aliments et groupes d'aliments suivants **sont interdits au moins jusqu'à 12 ans** :
- Tous les produits laitiers (laits, fromages, yaourts, crèmes desserts lactées...)
- Toutes les viandes, poissons, œufs et **assimilés* : le régime doit être strictement hypoprotidique.**
- Toutes les céréales (blé, seigle...) : pains, biscottes, tarte, quiche... du commerce = régime sans gluten.
- Tous les légumes secs.
- Tous les fruits secs et fruits oléagineux (noisettes, noix, amande, avocat...)
- Certains fruits et légumes verts. Voici les plus riches en phénylalanine, ceux-ci seront **à éviter, si possible, à vie** : amande, cacahuète, noisette, noix, noix de coco, céleri feuille, champignons, chou de Bruxelles, chou fleur, cresson, endive, épinard, haricot vert et haricot beurre, maïs doux, petits pois, purée Mousseline (ou assimilés), frites, chips (cependant, les pommes de terre cuites à l'eau **ne seront pas interdites**), salades vertes.
- Tous les produits **light qui sont édulcorés à l'aspartame.**

Pourquoi ? Tous ces aliments et groupes d'aliments sont trop riches en phénylalanine et tyrosine.

2- **L'aspartame** et tous les aliments qui en contiennent **sont interdits** (produits dits « light »).

Pourquoi ? Le nom scientifique de l'aspartame est la L-aspartyl-L-**phenylalanine**-de méthyle.

3- Les aliments suivants sont consommables à volonté :

- Toutes les huiles végétales, beurre.
- Sucres, miel, confiture, gelée.
- Pains, pâtes, farines... : **sous forme de produits spéciaux hypoprotidiques* et sans gluten**.
- La maïzena, le tapioca.
- Thé, café, eau
- Les fruits frais seront consommés en quantités contrôlées (pas plus de trois par jour).

Pourquoi ? Ils sont dépourvus (ou pauvres) en phénylalanine et tyrosine, sauf les fruits qui en apportent un peu, d'où la limitation de leur consommation journalière à 3 maximum.

4- Il existe des produits médicaux, consommés sous contrôle médical, qui sont fournis comme compléments alimentaires lors de tyrosinémie, par exemple : Taranis, Phényl-free ou Lofenalac...

Pourquoi ? Le régime alimentaire étant très restrictif, sans ces compléments, les carences vitaminiques, en sels minéraux, en protéines... seraient trop importantes et gravissimes, pour la santé des patients tyrosinémiques.

5- Il existe des substituts alimentaires vendus en pharmacie, qui permettent d'apporter des aliments, ou semblants d'aliments, dépourvus de phénylalanine et de tyrosine. Voici les plus courants (il en aura de plus en plus, renseignez vous auprès de votre pharmacien ou sur Internet...) :

- Chez TARANIS : desserts à boire, biscuits (goût caramel, fourrées fraises, pépites de chocolats), cookies pépites de chocolat, cake au citron, cake à la poire, cake à l'abricot, Cérécal + (céréales infantiles), entremets saveurs vanille ou chocolat, pâte à tartiner noisette, des pâtes (coquillettes, spaghettis et macaronis), semoule couscous, snackybilles à l'emmenthal, petit pain, biscottes, substituts de fromage, substituts de viande, substitut de poisson, farine spéciale pour fabriquer son pain, pâtisseries spéciales, préparations pour gâteau nature, pour crêpe, substituts d'œufs...
- Chez XP-ANALOG, Vitaflo, Taranis, Lactalis, Nutricia vous obtiendrez des substituts de lait en poudre.

- Les substituts de viandes peuvent être : tofu, tempeh, protéines de soja texturées, seitan... Des substituts de viandes, poissons, œuf, fromages existent chez Nutricia, Lactalis, Vitaflo, Taranis...

Présentation sommaire
des diverses familles alimentaires

Un petit chapitre pratique pour vous présenter brièvement les différentes familles alimentaires. Ainsi, face à votre pathologie, vous saurez mieux appréhender les conseils nutritionnels proposés dans cet ouvrage. A savoir que la présentation des produits dans chacune de leur famille alimentaire, ne signifie pas qu'ils vous soient tous autorisés dans votre alimentation courante !
Attention : les listes proposées ne sont pas complètes.

Les produits laitiers : il s'agit de tous les produits à base de lait de mammifère : lait entier, demi écrémé, écrémé de vache, de brebis, d'ânesse, de chèvre... et de tous les produits dérivés qui en découlent : yaourt, fromage frais, petit suisse, crème fraîche et beurre (ces deux derniers seront **prioritairement** associés à la famille alimentaire des matières grasses), babeurre, kéfir, tous les fromages, desserts lactés (riz au lait, crème dessert...) Les produits laitiers peuvent être allégés en matières grasses, être sans sucre, édulcorés, sucrés, sans lactose, sans galactose, aromatisés ou non, mais ***ils représenteront toujours des apports importants en calcium.***
Par mesure de praticité, on considèrera que le lait d'amande, le lait de soja et tous les produits qui en contiennent (yaourt au soja...) font partie de cette famille alimentaire des produits laitier.

Les viandes, poisson, œuf et assimilés : toutes les viandes, tous les poissons, tous les œufs et tous les produits industriels ou non et les plats préparés qui en contiennent dans des proportions convenables : raviolis, cassoulet, hachis, quiches... Les assimilés seront : les crustacés (coques, moule, crevettes, crabe...), le surimi...
Ils représenteront toujours des apports importants en protéines animales.

Les féculents : voir la liste des féculents sur mon site Internet : www.cedricmenarddieteticien.com
Les féculents sont, dans l'alimentation courante, surtout représentés par : le pain, les pommes de terre, les légumes secs, le riz, les pâtes, le quinoa, le boulgour et tous les produits alimentaires à base de farine de blé, orge, avoine, seigle, sarrasin, maïs, quinoa, riz, fécule de pommes de terre, le tapioca... *Ils représenteront toujours des apports importants en amidon*, qui est la source d'énergie principale et indispensable pour l'organisme. Ils sont également appelés : sucres lents.

Les légumes verts : voir la liste des légumes verts sur mon site Internet : www.cedricmenarddieteticien.com
Ils représenteront toujours des apports importants en fibres alimentaires végétales, en vitamines et en sels minéraux.

Les matières grasses : il s'agit de tous les corps gras tels l'huile végétale, la margarine végétale, le beurre, le saindoux, la crème fraîche qui sont les plus répandus, ils peuvent être allégés, salé ou non... *Ils représenteront toujours des apports importants en énergie, et en fonction du corps gras concerné : en omégas, en cholestérol, en acides gras et en vitamines A, E, D et K.*

Les fruits frais : tous les fruits sont représentés dans cette catégorie, ainsi que les compotes de fruits, les jus de fruits, les confitures riches en fruits et appauvries en sucre rentrent dans cette catégorie... *Ils représenteront toujours des apports importants en fibres alimentaires végétales, en vitamines et en sels minéraux.*

Les produits sucrés : il s'agit du sucre blanc, roux, de canne, glace, semoule... et de tous les produits qui en contiennent : bonbons, pâtisseries, gâteaux, biscuits, miel, chocolats, confitures, gelées, marmelades... ... *Ils représenteront toujours des apports importants en glucose,* source d'énergie pour l'organisme. Ils sont aussi appelés : sucres rapides.

Plan d'une journée d'alimentation adapté <u>aux enfants</u> de 6 ans à 12 ans atteints de la tyrosinémie

ATTENTION : il s'agit d'une proposition d'alimentation adaptée aux enfants ayant entre <u>6 et 12 ans et atteints de tyrosinémie</u>, c'est-à-dire aux <u>enfants</u> qui ne souffrent d'aucune autre pathologie connue, et ne réclamant aucune autre mesure diététique particulière. Je tiens également à préciser que ces propositions diététiques peuvent ne pas être adaptées à toutes et à tous, en effet, certains malades atteints de tyrosinémie présentent des intolérances plus sévères que d'autres, donc, soyez vigilants. Les nourrissons qui survivent, sont automatiquement suivis par des diététiciens pédiatriques hospitaliers, aucun conseil ne leur sera prodigué dans ce livre.

<u>i</u>l n'est également question, dans ce chapitre, que de <u>l'aspect</u> nutritionnel dans sa globalité de l'alimentation d'un enfant tyrosinémique, il faut bien garder à l'esprit que le régime pauvre en phénylalanine et tyrosine pour les enfants tyrosinémiques se calcule au <u>grammage près des apports alimentaires en phénylalanine en fonction de l'enfant !</u> Donc, par mesure de précaution, aucune semaine de menu ne sera proposée pour les enfants atteints de cette pathologie.

Le petit-déjeuner

Le petit déjeuner doit être énergétique, riche en sucres lents sous forme de féculent spéciaux hypoprotidiques* sans gluten, mais doit être également riche en calcium, en eau et doit apporter un peu de matières grasses et des fibres alimentaires végétales en quantité.

➢ **Produits laitiers spéciaux hypoprotidiques et surtout pauvres voire dépourvus de phénylalanine :** substituts de lait du laboratoire Lactalis, aliments lactés hypoprotidiques de chez Taranis, lait sans phénylalanine de chez XP Analog, Phényl-free, Lofenalac... : renseignez vous auprès de votre pharmacien. Il existe également des substituts de fromage chez Taranis par exemple... Tous les laits (de mammifères, de soja, d'amande) et tous les produits laitiers qui en contiennent sont **strictement interdits.**
⇨ **Apports en calcium indispensable.**

➢ **Un apport en féculent au choix, mais uniquement si appauvri ou dépourvu de phénylalanine :** pains spéciaux hypoprotidiques sans gluten et sans phénylalanine : la marque Taranis par exemple en propose, Taranis propose également des cakes, biscuits, biscottes... sans phénylalanine. Seuls les produits céréaliers garantis sans gluten **ni phénylalanine** doivent être consommés ! Tous les autres produits céréaliers du commerce tels : céréales complètes type muesli, flocons d'avoine, biscuits spéciaux pour petit-déjeuner, riz au lait **normal**, semoule au lait **normal**, biscottes, pain suédois, pain au lait, brioche, les cracottes, les céréales allégées pour régime, les céréales à base de blé soufflé, les galettes de riz soufflé... tous **sont strictement interdits.**
⇨ **Apports en énergie à diffusion lente et progressive, apportent des fibres alimentaires végétales, des sels minéraux et des vitamines (en fonction du substitut alimentaire consommé).**

➤ **Un apport en fruit (<u>attention aux fruits interdits</u>),** en quantité très limitée : fruit frais, fruit frais pressé soi-même. **Pour plus de sécurité, ne boire que des boissons spéciales appauvries en phénylalanine (Taranis, Lactalis... en proposent).**
⇨ **Apports en eau, vitamines, sels minéraux et potentiellement des fibres alimentaires végétales.**

➤ **Un apport en matières grasses :** privilégiez le beurre. Attention à la margarine végétale, qui apporte de l'huile de palme en quantité plus ou moins importante, <u>je ne vous la conseille pas,</u> elle peut également être source de phénylalanine. Les beurres allégés en matières grasses sont également allégés en vitamines A, E et D (donc pas très intéressants en définitive).
⇨ **Apports indispensables en acides gras, cholestérol, vitamines A, E et D et en énergie.**

➤ **Des apports en produits sucrés :** confiture, gelée, marmelade, sucres, miel... n'ont pas d'intérêt particulier **mais ne sont pas interdits.** Le goût du sucre peut-être remplacé par des édulcorants : sucralose, extraits de Stévia sans aucun problème, **mais l'<u>aspartame sera strictement interdit</u>.**

Le déjeuner

Le déjeuner doit être énergétique, riche en sucres lents sous forme de féculents, mais doit également apporter des protéines mais dépourvues de phénylalanine, du calcium, de l'eau ainsi qu'un peu de matières grasses, et enfin des fibres alimentaires végétales en quantité importante.

➤ **Produits laitiers spéciaux hypoprotidiques et surtout pauvres voire dépourvus de phénylalanine :** substituts de lait du laboratoire Lactalis, aliments lactés hypoprotidiques de chez Taranis, lait sans phénylalanine de chez XP Analog, Phényl-free, Lofenalac... : renseignez vous auprès de votre pharmacien. Il existe également des substituts de fromage chez Taranis par exemple... Tous les laits (de mammifères, de soja, d'amande) et tous les produits laitiers qui en contiennent sont **strictement interdits.**
⇨ **Apports en calcium indispensable.**

➤ **Apport en viande, poisson, œufs ou assimilés* :** aucun, ils sont **tous strictement interdits** à la consommation. Seuls les substituts de viandes, de poissons, d'œufs, **garantis sans phénylalanine**, sont autorisés. Ceux de chez Taranis, par exemple, sont adaptés à ce régime alimentaire.
⇨ **Apports en protéines végétales, en calcium, en vitamines et en sels minéraux. Les apports en protéines animales sont faibles.**

➤ **Un apport en féculent au choix mais uniquement si appauvri en phénylalanine :** pains spéciaux hypoprotidiques sans gluten et sans phénylalanine : la marque Taranis par exemple en propose, Taranis propose également des pâtes sans phénylalanine... seuls les produits céréaliers garantis sans gluten **ni phénylalanine** doivent être consommés ! Le riz (complet ou non) **ne sera pas consommé, ni le quinoa**, les pommes de terre ne poseront pas de problème (cependant, pas de frites dans

l'huile, ni de purée Mousseline). Les légumes secs **sont interdits** (lentilles, cocos, soissons, fèves, haricots rouges...)
⇨ **Apports en énergie à diffusion lente et progressive, apportent des fibres alimentaires végétales, des sels minéraux et des vitamines (essentiellement si céréales complètes).**

➤ **Un apport en fruit (<u>attention aux fruits interdits</u>) :** en quantité très limitée : fruit frais, fruit frais pressé soi-même. **Pour plus de sécurité, l'enfant ne boira que des boissons spéciales appauvries en phénylalanine (Taranis, Lactalis... en proposent).**
⇨ **Apports en eau, vitamines, sels minéraux.**

➤ **Un apport en matières grasses :** privilégiez le beurre et les huiles végétales. Attention à la margarine végétale, qui apporte de l'huile de palme en quantité plus ou moins importante, <u>je ne vous la conseille pas,</u> elle peut également être source de phénylalanine. Les beurres allégés en matières grasses sont également allégés en vitamines A, E et D (donc pas très intéressants en définitive).
⇨ **Apports indispensables en acides gras, cholestérol, vitamines A, E, K et D et en énergie.**

➤ **Un apport en légumes verts, cet apport est indispensable. Attention aux légumes verts interdits :** la consommation de légumes crus est conseillée pour au moins le 1/3 de ces apports totaux journaliers. Les légumes verts peuvent être également cuits, surtout frais, attention aux préparations industrielles...
⇨ **Apports en fibres alimentaires végétales, sels minéraux, vitamines et eau.**

➤ **Des apports en produits sucrés :** confiture, gelée, marmelade, sucres, miel... n'ont pas d'intérêt particulier **mais ne sont pas interdits.** Le goût du sucre peut-être remplacé par des édulcorants : sucralose, extraits de Stévia sans aucun problème, **mais l'<u>aspartame sera strictement interdit</u>.**

Le goûter

Le goûter me paraît **inutile.** Cependant, si l'activité physique est importante dans la journée, ou dans l'après-midi, pourquoi pas...

➤ **Produits laitiers spéciaux hypoprotidiques et surtout pauvres voire dépourvus de phénylalanine :** substituts de lait du laboratoire Lactalis, aliments lactés hypoprotidiques de chez Taranis, lait sans phénylalanine de chez XP Analog, Phényl-free, Lofenalac... : renseignez vous auprès de votre pharmacien. Il existe également des substituts de fromage chez Taranis par exemple... Tous les laits (de mammifères, de soja, d'amande) et tous les produits laitiers qui en contiennent sont **strictement interdits.**
⇨ **Apports en calcium indispensable.**

➤ **Un apport en féculent au choix, mais uniquement si appauvri ou dépourvu de phénylalanine :** pains spéciaux hypoprotidiques sans gluten et sans phénylalanine : la marque Taranis par exemple en propose, Taranis propose également des cakes, biscuits, biscottes... sans phénylalanine. Seuls les produits céréaliers garantis sans gluten **ni phénylalanine** doivent être consommés ! Tous les autres produits céréaliers du commerce tels : céréales complètes type muesli, flocons d'avoine, biscuits spéciaux pour petit-déjeuner, riz au lait **normal**, semoule au lait **normal**, biscottes, pain suédois, pain au lait, brioche, les cracottes, les céréales allégées pour régime, les céréales à base de blé soufflé, les galettes de riz soufflé... tous **sont strictement interdits.**
⇨ **Apports en énergie à diffusion lente et progressive, apportent des fibres alimentaires végétales, des sels minéraux et des vitamines (en fonction du substitut alimentaire consommé).**

➢ **Un apport en fruit (attention aux fruits interdits),** en quantité très limitée : fruit frais, fruit frais pressé soi-même. **Pour plus de sécurité, ne boire que des boissons spéciales appauvries en phénylalanine (Taranis, Lactalis... en proposent).**
⇨ **Apports en eau, vitamines, sels minéraux et potentiellement des fibres alimentaires végétales.**

➢ **Un apport en matières grasses :** privilégiez le beurre. Attention à la margarine végétale, qui apporte de l'huile de palme en quantité plus ou moins importante, je ne vous la conseille pas, elle peut également être source de phénylalanine. Les beurres allégés en matières grasses sont également allégés en vitamines A, E et D (donc pas très intéressants en définitive).
⇨ **Apports indispensables en acides gras, cholestérol, vitamines A, E et D et en énergie.**

➢ **Des apports en produits sucrés :** confiture, gelée, marmelade, sucres, miel... n'ont pas d'intérêt particulier **mais ne sont pas interdits.** Le goût du sucre peut-être remplacé par des édulcorants : sucralose, extraits de Stévia sans aucun problème, **mais l'aspartame sera strictement interdit.**

Le dîner

<u>Le dîner</u> ne doit pas être aussi calorique que le déjeuner, la présence des féculents n'est pas une obligation. Les apports en protéines seront, au mieux, <u>totalement évités</u>. Les apports alimentaires en calcium, en eau seront importants, et ceux en matières grasses limités. Des fibres alimentaires végétales, apportées en quantité, sont impératives.

➢ **Produits laitiers spéciaux hypoprotidiques et surtout pauvres voire dépourvus de phénylalanine :** substituts de lait du laboratoire Lactalis, aliments lactés hypoprotidiques de chez Taranis, lait sans phénylalanine de chez XP Analog, Phénylfree, Lofenalac... : renseignez vous auprès de votre pharmacien. Il existe également des substituts de fromage chez Taranis par exemple... Tous les laits (de mammifères, de soja, d'amande) et tous les produits laitiers qui en contiennent sont **strictement interdits.**
⇨ **Apports en calcium indispensable.**

➢ **Apport en viande, poisson, œufs ou assimilés* :** aucun, ils sont **tous strictement interdits** à la consommation. Seuls les substituts de viandes, de poissons, d'œufs, **garantis sans phénylalanine**, sont autorisés. Ceux de chez Taranis, par exemple, sont adaptés à ce régime alimentaire.
⇨ **Apports en protéines végétales, en calcium, en vitamines et en sels minéraux. Les apports en protéines animales sont faibles.**

➢ **Un apport en féculent au choix mais uniquement si appauvri en phénylalanine :** pains spéciaux hypoprotidiques sans gluten et sans phénylalanine : la marque Taranis par exemple en propose, Taranis propose également des pâtes sans phénylalanine... seuls les produits céréaliers garantis sans gluten **ni phénylalanine** doivent être consommés ! Le riz (complet ou non) **ne sera pas consommé, ni le quinoa,** les pommes de

terre ne poseront pas de problème (cependant, pas de frites dans l'huile, ni de purée Mousseline). Les légumes secs **sont interdits** (lentilles, cocos, soissons, fèves, haricots rouges...)
⇨ **Apports en énergie à diffusion lente et progressive, apportent des fibres alimentaires végétales, des sels minéraux et des vitamines (essentiellement si céréales complètes).**

➢ **Un apport en fruit (<u>attention aux fruits interdits</u>) :** en quantité très limitée : fruit frais, fruit frais pressé soi-même. **Pour plus de sécurité, l'enfant ne boira que des boissons spéciales appauvries en phénylalanine (Taranis, Lactalis, Vitaflo... en proposent).**
⇨ **Apports en eau, vitamines, sels minéraux.**

➢ **Un apport en matières grasses :** privilégiez le beurre et les huiles végétales. Attention à la margarine végétale, qui apporte de l'huile de palme en quantité plus ou moins importante, <u>je ne vous la conseille pas,</u> elle peut également être source de phénylalanine. Les beurres allégés en matières grasses sont également allégés en vitamines A, E et D (donc pas très intéressants en définitive).
⇨ **Apports indispensables en acides gras, cholestérol, vitamines A, E, K et D et en énergie.**

➢ **Un apport en légumes verts, cet apport est <u>indispensable. Attention aux légumes verts interdits</u> :** la consommation de légumes crus est conseillée pour au moins le 1/3 de ces apports totaux journaliers. Les légumes verts peuvent être également cuits, surtout frais, attention aux préparations industrielles...
⇨ **Apports en fibres alimentaires végétales, sels minéraux, vitamines et eau.**

➢ **Des apports en produits sucrés :** confiture, gelée, marmelade, sucres, miel... n'ont pas d'intérêt particulier **mais ne sont pas interdits.** Le goût du sucre peut-être remplacé par des édulcorants : sucralose, extraits de Stévia sans aucun problème, **mais l'<u>aspartame sera strictement interdit</u>.**

Exemples de petits-déjeuners (et de goûters) adaptés à des <u>enfants</u> atteints de la tyrosinémie

Exemple 1

- Uniquement des substituts de lait, ou autres produits de substituts « laitier », dépourvus de phénylalanine de chez Taranis, Lofenalac, Phényl-free, Lactalis...
⇨ *Apport en calcium indispensable.*

- **Une portion de pain** sans gluten et sans protéine, adapté au régime sans phénylalanine : tel le pain de chez Taranis par exemple.
⇨ *Apport en féculent.*

- Beurre. Pas de margarine végétale si possible.
⇨ *Apport en matières grasses.*

- 1 jus de fruit médical, dépourvu de phénylalanine, proposé par divers laboratoires (Taranis, Lofenalac, Phényl-free, Lactalis...)
⇨ *Apports en vitamines, sels minéraux, fibres alimentaires végétales.*

Exemple 2

- Une portion de pain sans gluten et sans protéine, adapté au régime sans phénylalanine : tel le pain de chez Taranis par exemple.
⇨ *Apport en féculent.*

- Substitut de fromage au choix, de chez Taranis par exemple.
⇨ *Apports en calcium (substitut de fromage) et en matières grasses (celles du substitut de fromage, voir page suivante↓).*

- 1 jus de fruit médical, dépourvu de phénylalanine, proposé par divers laboratoires (Taranis, Lofenalac, Phényl-free, Lactalis...)
⇨ *Apports en vitamines, sels minéraux, fibres alimentaires végétales.*

☝ Les matières grasses du substitut de fromage remplacent celles apportées en temps normal par le beurre, **qui est dans le cas présent absent**.

Exemple 3

- Uniquement des substituts de lait, ou autres produits de substituts « laitier », dépourvus de phénylalanine de chez Taranis, Lofenalac, Phényl-free, Lactalis...
⇨ *Apport en calcium indispensable.*

- Une portion de pain sans gluten et sans protéine, adapté au régime sans phénylalanine : tel le pain de chez Taranis par exemple.
⇨ *Apport en féculent.*

- Beurre. Pas de margarine végétale si possible.
⇨ *Apport en matières grasses.*

- 1 jus de fruit médical, dépourvu de phénylalanine, proposé par divers laboratoires (Taranis, Lofenalac, Phényl-free, Lactalis...)
⇨ *Apports en vitamines, sels minéraux, fibres alimentaires végétales.*

Exemple 4

- Uniquement des substituts de lait, ou autres produits de substituts « laitier », dépourvus de phénylalanine de chez Taranis, Lofenalac, Phényl-free, Lactalis...
⇨ *Apport en calcium indispensable.*

- Galettes saveur vanille dépourvues de phénylalanine de chez **Taranis**.
⇨ *Apport en féculent.*

- 1 jus de fruit médical, dépourvu de phénylalanine, proposé par divers laboratoires (Taranis, Lofenalac, Phényl-free, Lactalis...)
⇨ *Apports en vitamines, sels minéraux, fibres alimentaires végétales.*

Exemple 5

- Uniquement des substituts de lait, ou autres produits de substituts « laitier », dépourvus de phénylalanine de chez Taranis, Lofenalac, Phényl-free, Lactalis...
⇨ **Apport en calcium indispensable.**

- Cakes saveur poire, ou cake saveur abricot de chez Taranis (cakes dépourvus de phénylalanine).
⇨ **Apport en féculent.**

- 1 jus de fruit médical, dépourvu de phénylalanine, proposé par divers laboratoires (Taranis, Lofenalac, Phényl-free, Lactalis...)
⇨ **Apports en vitamines, sels minéraux, fibres alimentaires végétales.**

Exemples de déjeuners adaptés à des <u>enfants</u> atteints de la tyrosinémie

Exemple 1

- Crudités (choix à faire au niveau des légumes verts) dressées avec vinaigrette, sel et poivre.
⇨ *Apports en légumes verts + une part d'huile qui représente une partie des apports conseillés en matières grasses.*

- 1 substitut de viande dépourvu de protéine animale : par exemple de chez Taranis.
⇨ *Apport en protéines végétales.*

- Pâtes hypoprotidiques, dépourvues de phénylalanine, accompagnées après cuisson d'une noisette de beurre.
⇨ *Le beurre représente la partie restante des apports recommandés en matières grasses pour le déjeuner + apport en féculent (les pâtes spéciales).*

- **Une portion de pain** sans gluten et sans protéine, adapté au régime sans phénylalanine : tel le pain de chez Taranis.
⇨ *Apport en féculent.*

- 1 jus de fruit médical, dépourvu de phénylalanine, proposé par divers laboratoires (Taranis, Lofenalac, Phényl-free, Lactalis...)
⇨ *Apports en vitamines, sels minéraux, fibres alimentaires végétales.*

Exemple 2

- Salade composée avec : tomate, concombre, laitue, substitut de poisson Taranis sans phénylalanine + pommes de terre + un peu d'huile pour faire la vinaigrette, sel et poivre.
⇨ *Apports en légumes verts + protéines végétales (substituts de poisson de chez Taranis) + féculent (pommes de terre) + matières grasses (huile végétale).*

- **Une portion de pain** sans gluten et sans protéine, adapté au régime sans phénylalanine : tel le pain de chez Taranis.
⇨ *Apport en féculent.*

- Substitut de fromage au choix dépourvu de phénylalanine.
⇨ *Apport en calcium.*

- 1 jus de fruit médical, dépourvu de phénylalanine, proposé par divers laboratoires (Taranis, Lofenalac, Phényl-free, Lactalis...)
⇨ *Apports en vitamines, sels minéraux, fibres alimentaires végétales.*

Exemple 3

- 2 tomates farcies avec du substitut de viande hachée de chez Taranis (ou autre laboratoire) et de la semoule de blé dépourvue de phénylalanine, sel et poivre.
⇨ *Apports en légume vert (tomates) + protéines végétales (substitut de viande sans phénylalanine) + féculent (semoule hypoprotéinée).*

- **Une portion de pain** sans gluten et sans protéine, adapté au régime sans phénylalanine : tel le pain de chez Taranis.
⇨ *Apport en féculent.*

- 1 crème dessert médicale, saveur chocolat, hypoprotidique et dépourvue de phénylalanine (Taranis, Lofenalac, Phényl-free...)
⇨ *Apport en calcium.*

- 1 jus de fruit médical, dépourvu de phénylalanine, proposé par divers laboratoires (Taranis, Lofenalac, Phényl-free, Lactalis...)
⇨ *Apports en vitamines, sels minéraux, fibres alimentaires végétales.*

Exemple 4

- Salade composée de pommes de terre avec une vinaigrette élaborée avec un peu de moutarde, sel et poivre.
⇨ *Apports en féculent (pommes de terre) + matières grasses (huile végétale).*

- Substitut de viande dépourvu de phénylalanine, cuit dans une poêle huilée, sel et poivre.
⇨ *Apports en protéines végétales (substitut de viande) + matières grasses (huile végétale).*

- Asperges vertes sautées dans un peu d'huile d'olive, sel et poivre.
⇨ *Apports en légume vert + matières grasses (huile d'olive).*

- **Une portion de pain** sans gluten et sans protéine, adapté au régime sans phénylalanine : tel le pain de chez Taranis.
⇨ *Apport en féculent.*

- Substitut de fromage au choix dépourvu de phénylalanine.
⇨ *Apport en calcium.*

- 1 jus de fruit médical, dépourvu de phénylalanine, proposé par divers laboratoires (Taranis, Lofenalac, Phényl-free, Lactalis...)

⇨ *Apports en vitamines, sels minéraux, fibres alimentaires végétales.*

Exemples de dîners adaptés à des enfants atteints de la tyrosinémie

Exemple 1

- Substitut d'œufs cuit en omelette, dans une poêle antiadhésive, avec un peu d'huile végétale au choix.
⇨ *Apports en protéines végétales (substitut d'œufs) + matières grasses.*

- **Une portion de pain** sans gluten et sans protéine, adapté au régime sans phénylalanine : tel le pain de chez Taranis.
⇨ *Apport en féculent.*

- Substitut de fromage au choix dépourvu de phénylalanine.
⇨ *Apport en calcium.*

- 1 jus de fruit médical, dépourvu de phénylalanine, proposé par divers laboratoires (Taranis, Lofenalac, Phényl-free, Lactalis...)
⇨ *Apports en vitamines, sels minéraux, fibres alimentaires végétales.*

Exemple 2

- Taboulé effectué à partir de semoule de blé sans gluten et sans phénylalanine, pas de raisin sec dedans non plus.
⇨ *Apports en féculent (semoule de blé hypoprotidique) + matières grasses (huile végétale du taboulé).*

- Accras de potiron « Taranis » cuits dans une poêle huilée. (Substitut de viande).
⇨ *Apports en légume vert (potiron) + protéines végétales (accras) + matières grasses (cuisson des accras à la poêle).*
- **Une portion de pain** sans gluten et sans protéine, adapté au régime sans phénylalanine : tel le pain de chez Taranis.
⇨ *Apport en féculent.*

- Un yaourt ou une crème dessert dépourvus de phénylalanine (produits proposés par divers laboratoires, tel Taranis).
⇨ *Apports en produit laitier et en fruits.*

- 1 jus de fruit médical, dépourvu de phénylalanine, proposé par divers laboratoires (Taranis, Lofenalac, Phényl-free, Lactalis…)
⇨ *Apports en vitamines, sels minéraux, fibres alimentaires végétales.*

Exemple 3

- Salade composée de substituts de viande et de poisson, dépourvus de phénylalanine (genre Taranis), tomate, concombre, le tout assaisonné d'une sauce vinaigrette composée d'un peu d'huile végétale + jus de citron ou vinaigre, sel et poivre.
⇨ *Apports en légumes verts (tomate, concombre) + protéines végétales (substitut de poisson Taranis) + matières grasses (huile végétale).*

- Substitut de fromage au choix dépourvu de phénylalanine.
⇨ *Apport en calcium.*

- **Une portion de pain** sans gluten et sans protéine, adapté au régime sans phénylalanine : tel le pain de chez Taranis.
⇨ *Apport en féculent.*

- 1 jus de fruit médical, dépourvu de phénylalanine, proposé par divers laboratoires (Taranis, Lofenalac, Phényl-free, Lactalis...)
⇨ *Apports en vitamines, sels minéraux, fibres alimentaires végétales.*

Exemple 4

- Salade de pommes de terre sauce vinaigrette à la moutarde, sel et poivre.
⇨ *Apports en féculent (pommes de terre) + matières grasses (huile végétale).*

- Croquettes de poisson « Taranis » au cumin, cuits dans poêle huilée.
⇨ *Apports en protéines végétales (croquettes de poisson Taranis) + matières grasses (cuisson des croquettes à la poêle).*

- Blancs de poireaux cuits à la vapeur, sel et poivre.
⇨ *Apport en légume vert.*

- **Une portion de pain** sans gluten et sans protéine, adapté au régime sans phénylalanine : tel le pain de chez Taranis.
⇨ *Apport en féculent.*

- Substitut de fromage au choix dépourvu de phénylalanine.
⇨ *Apport en calcium.*

- 1 jus de fruit médical, dépourvu de phénylalanine, proposé par divers laboratoires (Taranis, Lofenalac, Phényl-free, Lactalis...)
⇨ *Apports en vitamines, sels minéraux, fibres alimentaires végétales.*

Plan d'une journée d'alimentation adapté aux adultes atteints de la tyrosinémie

☝ATTENTION : il s'agit d'une proposition d'alimentation adaptée aux adultes atteints de tyrosinémie, (pas aux enfants), c'est-à-dire aux adultes qui ne souffrent d'aucune autre pathologie connue, et ne réclamant aucune autre mesure diététique particulière. Je tiens également à préciser que ces propositions diététiques peuvent ne pas être adaptées à toutes et à tous, en effet, certains malades atteints de tyrosinémie, peuvent présenter des intolérances plus sévères que d'autres, donc, soyez vigilants ! Je pars du principe que la restriction alimentaire n'est plus nécessaire à l'âge adulte.

Le petit-déjeuner

Le petit déjeuner doit être énergétique, riche en sucres lents sous forme de féculent, mais doit être également riche en calcium, en eau et doit apporter un peu de matières grasses et des fibres alimentaires végétales en quantité.

➤ **Produit laitier au choix indispensable mais cependant en petite quantité :** pas de produit light (aspartame interdit) : yaourt, fromage blanc, petit suisse **sans fruit si possible**, lait de mammifère (vache, chèvre, brebis... entier, demi écrémé ou

écrémé), lait de soja, chocolatés ou non, petit suisse, fromage blanc, avec ou sans sucre, aromatisés ou non, **pas de lait d'amande**, fromage (tous), crème dessert lactée, mais peut également être apporté sous la forme de riz au lait, semoule au lait... Pas de lait d'amande.
⇨ **Apports en calcium et en protéines animales de haute valeur biologique.**

➢ **Un apport en féculent au choix (pas de grosse quantité)** : pain (le pain complet, aux céréales... seront nettement mieux que le pain blanc, le pain peut être grillé soi-même sans problème), céréales complètes type muesli, flocons d'avoine, biscuits spéciaux pour petit-déjeuner riches en céréales, riz au lait, semoule au lait, biscottes, pain suédois, pain au lait, brioche (pas trop souvent et pas très conseillée)...
Evitez de consommer : toutes les cracottes, les céréales allégées pour régime, les céréales à base de blé soufflé qui sont très sucrées, les galettes de riz soufflé... **tous ces produits et assimilés n'ont pas, d'après moi, d'intérêt nutritionnel.**
⇨ **Apports en énergie à diffusion lente et progressive, apportent des fibres alimentaires végétales, des sels minéraux et des vitamines (essentiellement si céréales complètes).**

➢ **Un apport en fruit (attention aux fruits potentiellement interdits)** : en quantité limitée, **apport pouvant être évité.** Fruit frais, fruit frais pressé soi-même, jus de fruits **100% fruit avec leur pulpe**, compote de fruits **sans sucre ajouté.**
⇨ **Apports en eau, vitamines, sels minéraux et fibres alimentaires végétales.**

➢ **Un apport en matières grasses** : privilégiez le beurre. Attention à la margarine végétale, qui apporte de l'huile de palme en quantité plus ou moins importante, je ne vous la conseille pas. Les beurres allégés en matières grasses sont également allégés en vitamines A, E et D (donc pas très intéressants en définitive).
⇨ **Apports indispensables en acides gras, cholestérol, vitamines A, E et D et en énergie.**

➢ **Des apports en produits sucrés :** confiture, gelée, marmelade, sucres, miel, chocolats, gâteaux riches en sucre, biscuits, céréales soufflées sucrées... n'ont pas d'intérêt particulier. **Je vous conseille de les éviter, car ils favorisent grandement la prise de poids**. Le goût du sucre peut être remplacé par des édulcorants : sucralose, extraits de Stévia sans aucun problème, **cependant l'<u>aspartame est interdit</u>**.

Le déjeuner

Le déjeuner doit être énergétique, riche en sucres lents sous forme de féculents, mais doit également apporter des protéines animales, du calcium, de l'eau ainsi qu'un peu de matières grasses, et enfin des fibres alimentaires végétales en quantité importante.

➢ **Produit laitier au choix (en petite quantité) :** pas de produit light (aspartame interdit) : yaourt, fromage blanc, petit suisse **sans fruit si possible**, lait de mammifères (vache, chèvre, brebis... entier, demi écrémé ou écrémé), lait de soja, chocolatés ou non, petit suisse, fromage blanc, avec ou sans sucre, aromatisés ou non, **pas de lait d'amande**, fromage (tous), crème dessert lactée, mais peut également être apporté sous la forme de riz au lait, semoule au lait...
⇨ **Apports en calcium et en protéines animales de haute valeur biologique.**

➢ **Un apport en viande, poisson, œufs ou assimilés* :** environ 100g **maximum** par déjeuner. Les modes de cuisson seront grillés, au court-bouillon, au four, en papillote, micro-onde. Pas trop de viandes en sauce et évitez si possible les fritures et les cuissons dans la matière grasse.
⇨ **Apports en protéines animales de haute valeur biologique, en calcium, en vitamines et en sels minéraux. Les apports en poisson sont très intéressants**.

➢ **Un apport indispensable en féculents au choix :** pain (le pain complet, aux céréales... **seront nettement mieux** que le pain blanc), vous devez également consommer du riz complet, ou des pâtes complètes ou encore des légumes secs (flageolet, coco, lentilles, soissons...), des pommes de terres... Les céréales **blutées* seront consommables,** mais elles sont moins intéressantes que les céréales complètes sur le plan nutritionnel.

Les féculents représentent les fondations de votre alimentation et de votre équilibre alimentaire, ils sont donc indispensables.

⇨ **Apport en énergie à diffusion lente et progressive. Les féculents apportent également des fibres alimentaires végétales, des sels minéraux et des vitamines (surtout <u>si céréales complètes</u>).**

➢ **Un apport en légumes verts, cet apport est <u>indispensable</u> (attention aux légumes verts interdits) :** la consommation de légumes crus est conseillée pour au moins le 1/3 de ces apports totaux journaliers. Les légumes verts peuvent être également cuits, en boîte, surgelés, apportés sous forme de poêlée cuisinée (surgelée ou non), frais, sous forme de potage...

⇨ **Apports en fibres alimentaires végétales, sels minéraux, vitamines et eau.**

➢ **Un apport en matières grasses :** évitez si possible les graisses cuites telles les viandes cuites dans la matière grasse. Pas trop de crème fraîche, et pas trop de beurre non plus. Evitez la margarine végétale si possible. Privilégiez l'huile d'olive pour la cuisson et l'huile de noix pour l'assaisonnement. Cependant, l'alternance régulière des huiles végétales est conseillée.

⇨ **Apports importants en acides gras, oméga 3, 6 et 9, en vitamines A, E, K et D indispensables, et en énergie.**

➢ **Un apport en fruit au choix, apport d'un seul fruit seulement (attention aux fruits interdits) :** fruit frais, fruit frais pressé soi-même, jus de fruits **100% fruit avec leur pulpe**, compote de fruits, **fruit poché.**

⇨ **Apports en eau, vitamines, sels minéraux et fibres alimentaires végétales.**

➢ **Des apports en produits sucrés :** confiture, gelée, marmelade, sucres, miel, chocolats, gâteaux riches en sucre, biscuits... n'ont pas d'intérêt particulier. Le goût du sucre peut être remplacé par des édulcorants : sucralose, extraits de Stévia sans aucun problème, **<u>aspartame interdit</u>**.

Le goûter

Le goûter me paraît **inutile.** Cependant, si l'activité physique est importante dans la journée, ou dans l'après-midi, alors pourquoi pas...

➢ **Produit laitier au choix indispensable mais cependant en <u>petite quantité</u> :** pas de produit light (aspartame interdit) : yaourt, fromage blanc, petit suisse **sans fruit si possible**, lait de mammifères (vache, chèvre, brebis... entier, demi écrémé ou écrémé), lait de soja, chocolatés ou non, petit suisse, fromage blanc, avec ou sans sucre, aromatisés ou non, **pas de lait d'amande**, fromage (tous), crème dessert lactée, mais peut également être apporté sous la forme de riz au lait, semoule au lait... Pas de lait d'amande.
➪ **Apports en calcium et en protéines animales de haute valeur biologique.**

➢ **Un apport en féculent au choix (<u>pas de grosse quantité</u>) :** pain (le pain complet, aux céréales... seront nettement mieux que le pain blanc, le pain peut être grillé soi-même sans problème), céréales complètes type muesli, flocons d'avoine, biscuits spéciaux pour petit-déjeuner riches en céréales, riz au lait, semoule au lait, biscottes, pain suédois, pain au lait, brioche (pas trop souvent et pas très conseillée)... **Evitez de consommer :** toutes les cracottes, les céréales allégées pour régime, les céréales à base de blé soufflé qui sont très sucrées, les galettes de riz soufflé... **tous ces produits et assimilés n'ont pas, d'après moi, d'intérêt nutritionnel.**
➪ **Apports en énergie à diffusion lente et progressive, apportent des fibres alimentaires végétales, des sels minéraux et des vitamines (essentiellement si céréales complètes).**

➢ **Un apport en matières grasses :** privilégiez le beurre. Attention à la margarine végétale, qui apporte de l'huile de palme en quantité plus ou moins importante, je ne vous la conseille pas, car elle est potentiellement pourvue de phénylalanine. Les beurres allégés en matières grasses sont également allégés en vitamines A, E et D (donc pas très intéressants en définitive).

⇨ **Apports indispensables en acides gras, cholestérol, vitamines A, E et D et en énergie.**

Le dîner

Le dîner ne doit pas être aussi calorique que le déjeuner, la présence des féculents n'est pas une obligation. Les apports en protéines animales seront, au mieux, <u>totalement évités</u>. Les apports alimentaires en calcium, en eau seront importants, et ceux en matières grasses limités. Des fibres alimentaires végétales, apportées en quantité, sont impératives.

➢ **Produit laitier au choix (en petite quantité) :** pas de produit light (aspartame interdit) : yaourt, fromage blanc, petit suisse **sans fruit si possible,** lait de mammifères (vache, chèvre, brebis... entier, demi écrémé ou écrémé), lait de soja, chocolatés ou non, petit suisse, fromage blanc, avec ou sans sucre, aromatisés ou non, **pas de lait d'amande,** fromage (tous), crème dessert lactée, mais peut également être apporté sous la forme de riz au lait, semoule au lait...
⇨ **Apports en calcium et en protéines animales de haute valeur biologique.**

➢ Limitez les apports en viande, poisson, œufs ou **assimilés*.** Des apports en produits alimentaires de substitution sont parfaitement consommables (tofu, substituts de viande, substituts d'œufs ou substituts de poisson Taranis par exemple...) à leur place.
⇨ **Apports en protéines végétales, en calcium, en vitamines et en sels minéraux.**

➢ **Un apport en féculent au choix (non indispensable) :** pain (le pain complet, aux céréales... **seront nettement mieux** que le pain blanc), vous devez également consommer du riz complet, ou des pâtes complètes ou encore des légumes secs (flageolet, coco, lentilles, soissons...), des pommes de terres... Les céréales **blutées* seront consommables,** mais elles sont moins intéressantes que les céréales complètes sur le plan nutritionnel.

⇨ **Apport en énergie à diffusion lente et progressive. Les féculents apportent également des fibres alimentaires végétales, des sels minéraux et des vitamines (surtout <u>si céréales complètes</u>).**

➤ **Un apport en légumes verts, cet apport est <u>indispensable</u> (attention aux légumes verts interdits) :** la consommation de légumes crus est conseillée pour au moins le 1/3 de ces apports totaux journaliers. Les légumes verts peuvent être également cuits, en boîte, surgelés, apportés sous forme de poêlée cuisinée (surgelée ou non), frais, sous forme de potage...
⇨ **Apports en fibres alimentaires végétales, sels minéraux, vitamines et eau.**

➤ **Un apport en matières grasses :** évitez si possible les graisses cuites telles les viandes cuites dans la matière grasse. Pas trop de crème fraîche, et pas trop de beurre non plus. Evitez la margarine végétale si possible. Privilégiez l'huile d'olive pour la cuisson et l'huile de noix pour l'assaisonnement. Cependant, l'alternance régulière des huiles végétales est conseillée.
⇨ **Apports importants en acides gras, oméga 3, 6 et 9, en vitamines A, E, K et D indispensables, et en énergie.**

➤ **Un apport en fruit au choix, apport d'un seul fruit seulement (attention aux fruits interdits) :** fruit frais, fruit frais pressé soi-même, jus de fruits **100% fruit avec leur pulpe**, compote de fruits, **fruit poché.**
⇨ **Apports en eau, vitamines, sels minéraux et fibres alimentaires végétales.**

➤ **Des apports en produits sucrés :** confiture, gelée, marmelade, sucres, miel, chocolats, gâteaux riches en sucre, biscuits... n'ont pas d'intérêt particulier. Le goût du sucre peut être remplacé par des édulcorants : sucralose, extraits de Stévia sans aucun problème, **<u>cependant l'aspartame est interdit</u>**.

Exemples de petits-déjeuners adaptés à des <u>adultes</u> atteints de la tyrosinémie

Exemple 1

- Boisson(s) chaude(s) et/ou froide(s) : café, et/ou thé, et/ou tisane, sucrée(s), lait de mammifère au choix. Le lait de soja devra être consommé avec modération, et le lait d'amande sera **interdit**.

- Yaourt ou fromage blanc ou petits suisses **au lait entier** et **sucrés (sucre, confiture, gelée…) ou non mais sans fruit**, au lait de soja (à limiter) ou au lait de mammifère.
⇨ *Apport en produit laitier.*

- **Une portion de pain.** Le pain sera complet ou aux céréales☺☺☺, si vous n'aimez pas le pain complet ni celui aux céréales, consommez du pain blanc à la place☺. Le pain peut être grillé ou non et sera apporté en quantité modérée. **Au mieux, il s'agira de pain spécial hypoprotidique (pain Taranis par exemple).**
⇨ *Apport en féculent.*

- Beurre☺☺☺ ou margarine végétale☹ (évitez si possible la margarine végétale). Les beurres allégés (41 %, 20 %, 15 % MG…) seront autorisés, mais <u>non obligatoires</u>.
⇨ *Apports en matières grasses.*

- 1 compote de fruits : quantité modérée, attention aux fruits interdits.
⇨ *Apport en fruits.*

Exemple 2

- **Une portion de pain.** Le pain sera complet ou aux céréales☺☺☺, si vous n'aimez pas le pain complet ni celui aux céréales, consommez du pain blanc à la place☺. **Au mieux, il s'agira de pain spécial hypoprotidique (pain Taranis par exemple).**

- Fromage au choix : quantité modérée.
⇨ *Apports en produit laitier (fromage) et en matières grasses (celles du fromage, voir ci dessous❶).*

- 1 fruit frais au choix (attention aux fruits interdits).
⇨ *Apport en fruit.*

☞ Les matières grasses du fromage remplacent celles apportées en temps normal par le beurre, **qui est dans le cas présent absent.**

Exemple 3

- Lait (entier, demi écrémé, écrémé) de mammifère au choix chocolaté ou non, yaourt ou fromage blanc ou petits suisses, crème dessert, **consommez ceux que vous aimez : au lait entier ou sucrés mais sans fruit.** Limitez le lait de soja et pas de lait d'amande qui est **interdit.**
⇨ *Apport en calcium.*

- Petits pains suédois (si possible à base de farine de blé complet). ⇨ *Apport en féculent.*

- Beurre☺☺☺ ou margarine végétalc☺ (évitez si possible la margarine végétale).

⇨ *Apports en matières grasses.*

Exemple 4

- Lait (entier, demi écrémé, écrémé) de mammifère au choix chocolaté ou non, yaourt ou fromage blanc ou petits suisses, crème dessert, **consommez ceux que vous aimez : au lait entier ou sucrés mais sans fruit.** Limitez le lait de soja et pas de lait d'amande qui est **interdit.**
⇨ *Apport en calcium.*

- Muesli **nature.**
⇨ *Apport en féculent.*

- 1 compote de fruits : attention aux fruits interdits.
⇨ *Apport en fruits.*

☝ Dans cet exemple de petit-déjeuner, les matières grasses ne sont pas présentes, on n'en fera pas une maladie, nous n'allons tout de même pas mettre du beurre dans le muesli !

Exemples de déjeuners adaptés à des <u>adultes</u> atteints de la tyrosinémie

Exemple 1

- Crudités (choix à faire au niveau des légumes verts) dressées avec vinaigrette, sel et poivre.
⇨ *Apports en légumes verts + une part d'huile qui représente une partie des apports conseillés en matières grasses.*

- 1 viande grillée (sel et poivre) : quantité modérée = 100g maximum conseillés.
⇨ *Apport en protéines animales.*

- Pâtes (au mieux les pâtes seront à base de blé complet, voire au mieux hypoprotidiques genre Taranis), accompagnées après cuisson d'une noisette de beurre et d'un peu de gruyère râpé.
⇨ *Le beurre représente la partie restante des apports recommandés en matières grasses pour le déjeuner + apports en un produit laitier qui est représenté par le gruyère râpé + apport en féculent (les pâtes).*

- **Une portion de pain.** Le pain sera complet ou aux céréales☺☺☺, si vous n'aimez pas le pain complet ni celui aux céréales, consommez du pain blanc à la place☺. **Au mieux, il s'agira de pain spécial hypoprotidique.**
⇨ *Apport en féculent.*

- 1 pomme.
⇨ *Apport en fruit.*

Exemple 2

- Salade composée avec : tomate, concombre, quinoa, du surimi et du thon au naturel + riz (si possible du riz complet) + un peu d'huile pour faire la vinaigrette, sel et poivre.
⇨ *Apports en légumes verts + protéines animales (thon et surimi dont les apports seront limités) + féculents (riz et quinoa) + matières grasses (huile végétale).*

- **Une portion de pain.** Le pain sera complet ou aux céréales☺☺☺, si vous n'aimez pas le pain complet ni celui aux céréales, consommez du pain blanc à la place☺. **Au mieux, il s'agira de pain spécial hypoprotidique.**
⇨ *Apport en féculent.*

- Fromage au choix : quantité modérée.
⇨ *Apport en produit laitier.*

- Une compote de fruits au choix **(attention aux fruits interdits).**
⇨ *Apport en fruits.*

Exemple 3

- 2 tomates farcies avec de la viande hachée (environ 100g maximum) et du riz cuit pilaf au curry (si possible du riz complet), sel et poivre.
⇨ *Apports en légume vert (tomates) + protéines animales (viande hachée) + féculent (riz) + matières grasses (de l'huile végétale fut utilisée pour l'élaboration du riz pilaf).*

- **Une portion de pain.** Le pain sera complet ou aux céréales☺☺☺, si vous n'aimez pas le pain complet ni celui aux

céréales, consommez du pain blanc à la place☺. **Au mieux, il s'agira de pain spécial hypoprotidique.**
⇨ *Apport en féculent.*

- 1 yaourt nature **sucré ou non.**
⇨ *Apport en produit laitier.*

- 1 banane.
⇨ *Apport en fruit.*

Exemple 4

- Salade composée de pommes de terre avec une vinaigrette élaborée avec un peu de moutarde, sel et poivre.
⇨ *Apports en féculent (pommes de terre) + matières grasses (huile végétale).*

- 1 rouget cuit en papillote, accompagné d'une julienne de légumes verts, sel et poivre.
⇨ *Apports en protéines animales (poisson) + légumes verts.*

- **Une portion de pain.** Le pain sera complet ou aux céréales☺☺☺, si vous n'aimez pas le pain complet ni celui aux céréales, consommez du pain blanc à la place☺. **Au mieux, il s'agira de pain spécial hypoprotidique.**
⇨ *Apport en féculent.*

- Fromage au choix : quantité modérée.
⇨ *Apport en produit laitier.*

- 1 pomme cuite au four.
⇨ *Apport en fruit.*

Exemples de dîners adaptés à des <u>adultes</u> atteints de la tyrosinémie

Exemple 1

- Potage de légumes (attention au choix des légumes verts), sel et poivre.
⇨ *Apport en légumes verts.*

- 2 gros œufs cuits « au plat », dans une poêle antiadhésive, avec un peu d'huile végétale au choix. **Au mieux, ceux-ci seront évités.**
⇨ *Apports en protéines animales (œufs) + matières grasses.*

- **Une portion de pain.** Le pain sera complet ou aux céréales☺☺☺, si vous n'aimez pas le pain complet ni celui aux céréales, consommez du pain blanc à la place☺. **Au mieux, il s'agira de pain spécial hypoprotidique.**
⇨ *Apport en féculent.*

- Fromage au choix : quantité modérée.
⇨ *Apport en produit laitier.*

- Une poignée de cerises.
⇨ *Apports en fruits.*

Exemple 2

- Taboulé.
⇨ *Apports en féculent (semoule de blé) + matières grasses (huile végétale du taboulé).*

- Accras de potiron TARANIS cuits dans poêle huilée. (Substitut de viande).
⇨ *Apports en légume vert (potiron) + protéines végétales (accras) + matières grasses (cuisson des accras à la poêle).*

- **Une portion de pain.** Le pain sera complet ou aux céréales☺☺☺, si vous n'aimez pas le pain complet ni celui aux céréales, consommez du pain blanc à la place☺. **Au mieux, il s'agira de pain spécial hypoprotidique.**
⇨ *Apport en féculent.*

- Un yaourt aux fruits au choix **non édulcoré à l'aspartame.**
⇨ *Apports en produit laitier et en fruits.*

- Une compote de rhubarbe sucrée.
⇨ *Apport en fruit (pas tout à fait vrai, en effet, la rhubarbe est un légume vert...)*

Exemple 3

- Salade composée de crevettes décortiquées, coques, tomate, concombre, pomme golden coupée en dès, germe de soja, le tout assaisonné d'une sauce fromage blanc + huile végétale + jus de citron ou vinaigre, sel et poivre.
⇨ *Apports en légumes verts (tomate, jeunes pousses de maïs et concombre) + protéines animales (crevettes,*

coques) + produit laitier (fromage blanc) + matières grasses (huile végétale) + apport en fruit (pomme).

- **Une portion de pain.** Le pain sera complet ou aux céréales☺☺☺, si vous n'aimez pas le pain complet ni celui aux céréales, consommez du pain blanc à la place☺ : quantité modérée. **Au mieux, il s'agira de pain spécial hypoprotidique.**
⇨ *Apport en féculent.*

Exemple 4

- Salade de pommes de terre sauce vinaigrette à la moutarde, sel et poivre.
⇨ *Apports en féculent (pommes de terre) + matières grasses (huile végétale).*

- Croquettes de poisson « Taranis » au cumin, cuits dans poêle huilée.
⇨ *Apports en protéines végétales (croquettes de poisson Taranis) + matières grasses (cuisson des croquettes à la poêle).*

- Bouquets de chou fleur cuits à la vapeur, puis nappés d'une sauce béchamel, sel et poivre.
⇨ *Apports en légume vert (chou fleur) + produit laitier (béchamel) + très léger apport de féculent (béchamel).*

- **Une portion de pain.** Le pain sera complet ou aux céréales☺☺☺, si vous n'aimez pas le pain complet ni celui aux céréales, consommez du pain blanc à la place☺. Le pain peut être grillé ou non : quantité modérée. **Au mieux, il s'agira de pain spécial hypoprotidique.**
⇨ *Apport en féculent.*

- Fromage au choix : quantité modérée.
⇨ *Apport en produit laitier.*

- 2 clémentines.
⇨ *Apport en fruits.*

Exemple 5

-   Une andouillette grillée. (Souvenez vous que cet apport n'est pas absolument nécessaire au dîner).
⇨ *Apport en protéines animales.*

- Petits pois et carottes, accompagnés d'une noisette de beurre.
⇨ *Apports en légumes verts + matières grasses (beurre).*

- Pain. Au mieux : le pain sera complet ou aux céréales☺☺☺. Si vous n'aimez pas le pain complet ni aux céréales, consommez du pain blanc à la place☺.
⇨ *Apport en féculent.*

- 1 crème dessert light ou non (du commerce) saveur chocolat.
⇨ *Apport en produit laitier.*

- Salade de fruits au naturel ou au sirop léger.
⇨ *Apport en fruits.*

Résumons, en cas de tyrosinémie...

➢ La diététique intervient d'une **façon indispensable et impérative** dans le traitement de cette pathologie. Le régime alimentaire sera très restrictif les 12 premières années de la vie, plus large par la suite (tout dépendra de l'intolérance personnelle de chaque malade à la phénylalanine et à la tyrosine, le mieux sera **de limiter au mieux** sa consommation toute la vie).

Avant 12 ans :

➢ Au rayon des produits laitiers (hors fromage) : **aucun, sauf les substituts de produits laitiers médicaux dépourvus de phénylalanine.**
➢ Au rayon des fromages : **aucun, sauf les substituts de fromage médicaux dépourvus de phénylalanine.**
➢ Au rayon des viandes, poissons, œufs et **assimilés*** : **aucun, sauf les substituts de viandes, poissons, œufs médicaux dépourvus de phénylalanine.**
➢ Au rayon du pain : **aucun, sauf les substituts de pain médicaux dépourvus de phénylalanine et de gluten.**
➢ Au rayon des féculents : pas de riz, pas de pâtes normales, pas de légumes secs. Il existe des pâtes dépourvues de phénylalanine. Les pommes de terre sont consommables, cependant pas de frites, pas de purée industrielle, pas de chips.
➢ Au rayon des légumes verts (rendez vous sur mon site à la rubrique : « - Liste des légumes verts ») : **certains sont interdits.**
➢ Au rayon des fruits frais, compotes, jus de fruits 100% fruit : **certains sont interdits**. Au mieux il faudra consommer des boissons spéciales dépourvues e phénylalanine.
➢ Au rayon des matières grasses : elles ne poseront pas de problème. La margarine sera cependant évitée, ainsi que la crème fraîche qui sera, elle, interdite.
➢ Au rayon du sucre et des produits sucrés : **pas de problème, l'aspartame (édulcorant) est interdit à la consommation.**

➢ Les boissons seront plates ou gazeuses : aucun problème (pas de boisson light = aspartame).

➢ Au rayon des condiments (sel, poivre, épices, moutarde...) : **tous**.

A partir de 12 ans :

➢ Au rayon des produits laitiers (hors fromage) : **tous** en quantités modérées.

➢ Au rayon des fromages : **tous** en quantités modérées.

➢ Au rayon des viandes, poissons, œufs et **assimilés*** : **tous en quantités modérées**. Pas de mode de cuisson particulier à privilégier. Ces apports se feront **aux déjeuners, pas automatiquement aux dîners. Un dîner végétarien est conseillé.**

➢ Au rayon du pain : le pain complet, aux graines... sont à privilégier. Vous pouvez également consommer du pain blanc.

➢ Au rayon des féculents : les apports pourront s'effectuer aux trois repas principaux. Les féculents seront **surtout à base de céréales complètes** (pâtes complètes, riz complet...), celles à base de céréales **blutées*** sont moins intéressantes.

➢ Au rayon des légumes verts (rendez vous sur mon site à la rubrique : « - Liste des légumes verts ») : **tous sauf certains interdits**.

➢ Au rayon des fruits frais, compotes, jus de fruits 100% fruit : **tous sauf certains interdits et en quantité contrôlée.**

➢ Au rayon des matières grasses : elles ne poseront pas de problème.

➢ Au rayon du sucre et des produits sucrés : **pas de problème, l'aspartame (édulcorant) est interdit à la consommation.**

➢ Les boissons seront plates ou gazeuses : aucun problème (pas de boisson light = aspartame).

➢ Au rayon des condiments (sel, poivre, épices, moutarde...) : **tous.**

GLOSSAIRE

Acalorique : qui est dépourvu d'énergie intrinsèque.

Acidose : diminution de l'alcalinité du plasma (qui s'acidifie).

Albuminémie : teneur sanguine en albumine (protéine circulante).

Alcaliniser : faire tendre vers un pH alcalin, diminuer l'acidité.

Anémie : carence(s) en fer, et/ou en vitamine B9 et/ou en vitamine B12.

Anévrisme : tumeur circonscrite développée dans le trajet d'une artère par dilatation des parois.

Anisakis : ver nématode parasite responsable de l'anisakiase, responsable de tumeur (côlon, estomac). Infestation causée par la consommation de poisson cru ou mal cuit.

Anorexie : qui ne s'alimente plus.

Artères coronaires : artères nourricières du cœur.

Assimilés (des viandes, poissons et œufs) : surimi, crevette et autres crustacés, insectes…bref, tous les autres apports alimentaires riches en protéines animales.

Asthénie : fatigue musculaire plus ou moins importante.

Athérogène : qui favorise **l'athérogénèse*.**

Athérogénèse : qui favorise la formation de plaque d'athérome au niveau des artères. Si cette plaque d'athérome se décolle de l'artère, elle peut bloquer l'irrigation sanguine, par exemple du cerveau, et provoquer un AVC.

Athérosclérose coronarienne : dégénérescence des artères nourricières du cœur, due à la formation de plaques d'athérome dans la couche interne de ces artères.

Auto-immune : maladie au cours de laquelle l'organisme libère des anticorps contre lui-même, car il ne reconnaît plus ses propres organes, et les considère comme des corps étrangers.

Bassinet : zone du rein, en forme d'entonnoir, qui recueille l'urine.

Blutée : se dit d'une céréale dont on a retiré le son (riz blanc, farine de blé T45…)

Calice : partie du rein qui donne naissance au bassinet.

Cataracte : affection oculaire aboutissant à l'opacité du cristallin ou à celle de sa capsule.

Congénitale : acquis de part la naissance.

Corticothérapie : traitement médical à base d'apport(s) de cortisone.

Dépenses énergétiques basales : il s'agit des dépenses énergétiques totales liées exclusivement au fonctionnement de l'organisme au repos complet (dépenses liées à la respiration, à la circulation sanguine...)

Duodénum : première partie de l'intestin grêle, localisée juste à la suite de l'estomac.

Dyspepsie : digestion difficile.

Dysphagie : difficulté d'origine physique à s'alimenter.

Epigastrique : région supérieure de l'abdomen, comprise entre le nombril et le sternum.

Etiologie : terme médical désignant les causes responsables d'une pathologie.

Fécalome : accumulation considérable de matières fécales, créant un bouchon obstruant la lumière intestinale.

Gastrectomie : ablation chirurgicale partielle ou totale de l'estomac.

Glucodépendant : qui a un besoin vital de glucide(s), organe qui est dépendant des apports alimentaires en glucide(s).

Hémopathie maligne : affection entraînant une modification du sang d'origine cancéreuse.

Hernie : sortie d'une partie d'un organe en dehors de sa cavité naturelle, où il se trouve en temps normal.

Hydrophile : qui est attiré par l'eau, qui aime l'eau.

Hyperinsulinisme : sécrétion très importante d'insuline par le pancréas.

Hyperkaliémie : excès de potassium dans le sang.

Hyperparathyroïdie : suractivité des glandes parathyroïdes, glandes qui interviennent dans le métabolisme phosphocalcique.

Hypertriglycéridémie : excès de triglycérides dans le sang.

Hyperuricémie : excès d'acide urique dans le sang.

Hypoglycémie : taux de glucose circulant dans le sang anormalement bas.

Hypophyse : glande endocrine située dans le cerveau, reliée à l'hypothalamus par la tige pituitaire. Elle régule de nombreuses autres glandes endocrines de l'organisme grâce à la sécrétion d'hormones hypophysaires.

Hyponatrémie : baisse anormale du taux de sodium dans le sang.

Iatrogène : qui est provoqué par le médecin.

Idiopathique : se dit d'une maladie dont on ne connaît pas la cause.

Insulinorésistance : résistance de l'organisme à l'action de l'insuline.

Intima : tunique interne d'une artère ou d'une veine.

Ischémie myocardique transitoire : diminution de l'irrigation sanguine artérielle du cœur de façon plus ou moins prolongée.

Jéjunum : deuxième partie de l'intestin grêle, localisée juste à la suite du **duodénum***.

Lésions athéroscléreuses : lésions inflammatoires chroniques, localisées au niveau de la média des artères, constituées de dépôt de calcium, protéines, cholestérol...

Listériose : affection due à une bactérie : Listéria Monocytogenes.

Lithiase : formation de petit caillou.

Média : tunique moyenne d'une artère ou d'une veine.

Métabolisme de base : voir dépenses énergétiques basales.

Néphron : unité fonctionnelle du rein.

Occlusion : conduit naturel qui s'est bouché, obstrué.

Odynophagie : déglutition douloureuse.

Œsophagite peptique : inflammation de la paroi de l'œsophage due aux remontées acides, plus ou moins fréquentes, de l'estomac.

Pancréatite : inflammation du pancréas.

Parenchyme : tissu fonctionnel.

Péristaltisme intestinal : contractions intestinales qui propulsent les matières fécales vers la sortie du tube digestif.

Postprandial : qui se produit immédiatement après le repas.

Reflux gastro œsophagien : remontée du contenu acide de l'estomac dans l'œsophage.

Rétrosternale : qui est localisé derrière le sternum.

Sclérose : induration pathologique d'un organe ou d'un tissu par suite de l'hypertrophie du tissu conjonctif qui rentre dans sa structure.

Spina-bifida : malformation du nouveau-né consistant en un défaut de soudure au niveau de plusieurs vertèbres, d'où une fissure apparente à la naissance de l'enfant.

Sténose : rétrécissement.

Sucres rapides : ce dit des glucides qui sont rapidement absorbés par le tube digestif, ce qui entraîne une élévation très rapide de la sécrétion d'insuline. Le plus répandu est le glucose.

Tératogène : qui provoque des malformations du fœtus.

Thrombogène : qui favorise la formation de thrombus : masse sanguine coagulée (caillot) se formant dans les artères.

Thrombose : formation d'un caillot dans un vaisseau sanguin ou dans une des cavités du cœur chez un être vivant.

Tissu adipeux : tissu faisant office de réserve principale de triglycérides (graisses).

Toxoplasmose : pathologie pouvant être grave chez la femme enceinte, due à la parasitose par un parasite unicellulaire : le toxoplasme. Le nouveau-né peut naître aveugle lors de la contamination de la mère gestante par ce parasite.

Uretère : canal véhiculant l'urine du bassinet du rein à la vessie.

☺ : Passablement bien.

☺☺ : Bien.

☺☺☺ : Excellent.

☺ : Neutre.

☹ : A éviter, très mauvais.

☠ : Interdit, voire, dans certains cas, potentiellement mortel.